Dieta DASH

Las 60 Mejores Recetas Fáciles Y Deliciosas De Dieta Dash Para Perder Peso, Bajar La Presión Sanguínea Y Detener Rápidamente La Hipertensión

Dieta DASH

Copyright 2020 por Mark Evans - Todos los derechos reservados.

El siguiente libro se reproduce con el objetivo de proporcionar información tan precisa y fiable como sea posible. Sin embargo, la compra de este libro puede ser vista como un consentimiento al hecho de que tanto el editor como el autor de este libro no son de ninguna manera expertos en los temas tratados, y que cualquier recomendación o sugerencia hecha aquí es sólo para propósitos de entretenimiento. Los profesionales deben ser consultados según sea necesario antes de llevar a cabo cualquiera de las acciones respaldadas en el presente documento.

Esta declaración es considerada justa y válida tanto por la Asociación Americana de Abogados como por el Comité de la Asociación de Editores y es legalmente vinculante en todos los Estados Unidos.

Además, la transmisión, duplicación o reproducción de cualquiera de las siguientes obras, incluida la información precisa, se considerará un acto ilegal, independientemente de que se realice electrónicamente o en forma impresa. La legalidad se extiende a la creación de una copia secundaria o terciaria de la obra o una copia registrada y sólo se permite con el consentimiento expreso y por escrito de la

Editorial. Todos los derechos adicionales están reservados.

La información de las siguiemtes páginas se considera, en general, como un relato veraz y preciso de los hechos, y como tal, cualquier falta de atención, uso o mal uso de la información en cuestión por parte del lector hará que cualquier acción resultante quede únicamente bajo su ámbito. No hay ningún escenario en el que el editor o el autor original de este trabajo pueda ser considerado de alguna manera responsable de cualquier dificultad o daño que pueda ocurrirle después de emprender la información aquí descrita.

Además, la información que se encuentra en las siguientes páginas tiene un propósito informativo y, por lo tanto, debe ser considerada como universal. Como corresponde a su naturaleza, la información presentada no garantiza su validez continua ni su calidad provisional. Las marcas que se mencionan se hacen sin consentimiento escrito y no pueden considerarse de ninguna manera como un aval del titular de la marca.

Mark Evans

Tabla de contenido

Capítulo 1: Breve introducción a la dieta dash 1

Capítulo 2: Recetas de la dieta DASH para el desayuno 18

    Avena horneada con manzana 18

    Tostadas francesas con salsa de manzana 21

    Frittata de Cebolla con Espárragos 23

    Camote al horno 26

    Panqueques de plátano con nueces..................... 28

    Explosión matutina de bayas 30

    Gazpacho mañanero de menta 31

    Banana dividida... 33

    Pudín de pan por la mañana 34

    Batido Verde.. 36

Capítulo 3: Recetas de la dieta DASH para platos principales 37

    Pollo con Brócoli Stir-Fry.................................... 37

    Carne y Fideos 39

    Quinoa con Pollo y Parmesano 41

    Hamburguesas de cebada con frijoles................. 44

    Carne de res con salsa de piña 46

Panini de manzana suiza 49

Sándwich de vegetales California a la parrilla 51

Rollos de primavera de mariscos frescos............. 53

Atún Melt 55

Ensalada de atún...57

Capítulo 4: Recetas de la dieta DASH para postres 59

Arroz con leche de almendra 59

Batido cremoso de manzana 61

Manzanas al horno.. 62

Arroz con leche de naranja 64

Paletas saludables de bayas 66

Nutty Oatty Blackberry Crumble 67

Delicia de Arándanos.. 69

Bañeras de California... 71

Parfait de chocolate oscuro 73

Postre de Risotto de Manzana y Arándanos 74

Capítulo 5: Recetas de la dieta DASH para bocadillos 77

Muffins de salvado de manzana ricos en fibra 77

Muffins de arándanos 80

Garbanzo crujiente 82

Smoothy de melón fresco..................................... 84

Panecillos de avena con limón y bayas 85

Batido de limón energizante 87

Pan de calabaza...88

Panecillos de la mañana de la Casa 90
Batido de frutas 92
Suavizante de potencia 93

Capítulo 6: Recetas de la dieta DASH para la sopa 94

Guiso de otoño 94
Sopa de Hinojo y Manzana 96
Bisque de calabaza de jengibre 98
Sopa de Cebada con Carne de Res 100
Sopa de calabaza de pera y butternut 102
Gazpacho cubierto con yogur de cilantro 104
Chili de Turquía 106
Chile con Lentejas 108
Sopa fresca de champiñones 110
Chili de hongos 112

Capítulo 7: Recetas de la dieta DASH para ensaladas 114

Ensalada de pollo, almendra y pera 114
Ensalada de mango y amaranto 116
Ensalada de manzana 118
Ensalada de manzana y yogur 120
Ensalada de albaricoque, pollo y pasta 122
Ensalada de huevo con aguacate 125
Ensalada de Espinacas de Otoño 127
Ensalada de cebada de verano 129
Ensalada de maíz y cebada de colores 131

Ensalada de maíz y frijoles negros......................133
Conclusión **135**
¡Gracias! **136**

Capítulo 1: Breve introducción a la dieta dash

La palabra "DASH" en la dieta DASH significa "Dietary **Approaches** to Stop Hypertension" (Enfoques Dietéticos para Detener la Hipertensión). Como se puede deducir de su acrónimo, la dieta DASH es un enfoque de por vida para inculcar un estilo de vida alimenticio saludable que pueda prevenir o tratar la hipertensión (presión arterial alta). El objetivo de esta dieta es reducir la presión arterial al reducir el sodio y agregar más magnesio, calcio y potasio a su dieta. También implica comer alimentos de alto valor nutritivo.

En tan sólo dos semanas, usted podrá reducir su presión arterial al seguir la dieta DASH. Al cumplir con el plan, usted puede reducir de 8 a 14 puntos de su presión arterial sistólica, lo cual puede hacer una diferencia significativa para evitar riesgos de salud tanto a corto como a largo plazo.

Además de reducir el riesgo de hipertensión, seguir la dieta DASH también puede prevenir la diabetes, el derrame cerebral, las enfermedades cardíacas, el cáncer y la osteoporosis.

Tipos de dieta DASH

La dieta DASH estándar fomenta el consumo regular de productos lácteos bajos en grasa, frutas, verduras y permite un consumo moderado de nueces, aves, pescado y granos enteros. Pero, aparte del estándar, también hay una menor variación de sodio en la dieta dependiendo de sus necesidades de salud.

La dieta **DASH estándar** permite 2.300mg de sodio por día mientras que la dieta **DASH de bajo contenido en sodio** limita su ingesta a 1.500mg de sodio por día. La dieta DASH estándar sigue la cantidad diaria recomendada para la ingesta de sodio que es menos de 2.300mg por día. Mientras que la versión más baja de sodio actúa como un límite superior y sólo se recomienda si su médico lo aprueba.

Qué comer

Ya sea que usted esté en la versión estándar o baja en sodio de la dieta DASH, espere incluir muchos productos lácteos bajos en grasa, verduras, frutas y granos enteros en su dieta. También se recomienda añadir pequeñas cantidades de semillas y nueces, legumbres, aves de corral y pescado unas cuantas veces por semana.

Una comida típica de la dieta DASH debe ser baja en grasa total, grasa saturada y colesterol. Sin embargo, para mantener el equilibrio en la dieta, la dieta DASH permite la ingesta de grasas, dulces y carnes rojas en pequeñas cantidades. Para ayudarle a planear su comida, he listado las porciones recomendadas para una dieta de 2,000 calorías de cada grupo de alimentos.

- **Verduras** - El número recomendado de porciones de verduras por día es **de 4 a 5**.

    Se recomienda encarecidamente incorporar vegetales con alto contenido de magnesio, potasio, fibra y otras vitaminas, como vegetales de hoja verde, batatas, brócoli, zanahorias y tomates.

    Cómo incorporarlas: Si desea aprovechar al máximo los vegetales, puede buscar recetas que pueda servir como plato principal, como las <u>hamburguesas de frijoles</u> y cebada y el <u>sándwich de vegetales californianos a la parrilla</u>. También puede servir verduras frescas, congeladas o enlatadas. Sin embargo, cuando compre vegetales enlatados, siempre escoja los que no tengan sal agregada o la variedad baja en sodio.

- **Granos** - El número recomendado de porciones de granos por día es de **6** a **8**.

Los granos incluyen la pasta, el arroz, el cereal y el pan. Una sola porción de granos puede ser ½ taza de pasta, arroz o cereal o 1 rebanada de pan integral. Los granos enteros tienen más nutrientes y fibra en comparación con los granos refinados.

Cómo incorporarlos: Concéntrese en tomar variantes de granos enteros como el arroz integral en lugar de blanco y el trigo entero en lugar de la pasta regular. Los granos son normalmente bajos en grasa, por lo tanto, evite servirlo con salsas de queso, crema y mantequilla para mantenerlo así.

- **Lácteos** - El número recomendado de porciones de lácteos por día es de **2** a **3**.

Aunque los lácteos suelen ser una fuente importante de grasa, especialmente de grasa saturada, la dieta DASH todavía recomienda su consumo porque también es una fuente de proteínas, vitamina D y calcio. Los productos lácteos incluyen el queso, el yogur y la leche pero, para mantenerse dentro del umbral de la dieta DASH en cuanto a la ingesta de grasa, se debe elegir la variedad sin grasa o baja en grasa. Una sola porción de lácteos puede ser cualquiera de los siguientes: 1 ½ onzas de queso parcialmente descremado, 1 taza de yogur bajo en grasa o 1 taza de leche descremada.

Cómo incorporarlos: Cuando se desee un bocadillo dulce o un postre, simplemente combine frutas con productos lácteos sin grasa. No se preocupe por los quesos porque también contienen sodio. Si tienes intolerancia a la lactosa, puedes optar por productos lácteos sin lactosa para que puedas seguir incluyendo los lácteos en tu dieta. Para prevenir los síntomas de la intolerancia a la lactosa, existen medicamentos de venta libre que contienen la "enzima lactasa" que alivia eficazmente cualquier indicación no deseada.

- **Frutas** - El número recomendado de porciones de frutas por día es **de 4** a **5**.

Las frutas también son una buena fuente de magnesio, potasio y fibra y necesitan poca o ninguna preparación para añadirlas a una comida o convertirse en una opción de bocadillo saludable. Al igual que las verduras, las frutas también son bajas en grasa (excepto los cocos), por lo que puedes tomar unas cuantas porciones al día sin sentirte culpable. Una sola porción de fruta puede ser 4 onzas de jugo fresco, ½ taza de fruta enlatada, fresca o congelada, o 1 fruta mediana.

Cómo incorporarlas: Para añadir cumplir con las porciones diarias recomendadas para las frutas, puede tomar una pieza con las comidas y otra como regalo. O puede tomarlo como un postre de frutas frescas mezcladas con yogur al final del día. Además, si las cáscaras son comestibles, déjelas para obtener más fibra y nutrientes. Las cáscaras de frutas también añaden texturas interesantes a diferentes recetas. Para las frutas o los zumos en conserva, opte por las variedades sin azúcar añadido.

Nota: Las frutas y los jugos tienen ácidos cítricos que pueden no ir bien con ciertos medicamentos. Si usted necesita tomar medicamentos regularmente, contacte a su médico para revisar si necesita limitar o evitar el consumo de ciertas frutas.

- **Pescado, aves y carne magra** - El número recomendado de porciones de pescado, aves y carne magra por día es de **6**.

Para la dieta DASH, una sola porción de pescado, carne de ave o carne magra no debe ser más de 1 onza. Al cortar sobre la carne, se puede añadir más espacio para las verduras.

Cómo incorporarlos: Cuando cocine carne y aves, retire la piel y recorte la grasa. Cocine asando, asando a la parrilla, asando a la parrilla u horneando en lugar de cocinar en grasa. Al elegir el pescado, opte por la variedad que se sabe que es buena para el corazón, como el atún, el arenque y el salmón. Este tipo de pescado puede reducir el colesterol porque contiene ácidos grasos Omega-3.

- **Aceites y grasas** - El número recomendado de porciones de aceites y grasas por día es de **2** a **3**.

Como todos sabemos, las grasas tienen un alto contenido calórico y pueden causar problemas asociados con la obesidad, la diabetes y las enfermedades cardíacas. Sin embargo, las grasas son en realidad componentes importantes de la dieta. De hecho, pueden estimular el sistema inmunológico de su cuerpo permitiéndole absorber nutrientes y vitaminas esenciales. La dieta DASH permite una ingesta limitada de grasa (hasta un 30% por día) para mantener un equilibrio saludable. Una sola porción de aceites y grasas puede ser 2 cucharadas de aderezo para ensaladas, 1 cucharada de mayonesa o 1 cucharadita de margarina suave.

Cómo incorporarlas: Para evitar las grasas no saludables, limite su consumo de mantequilla, huevos, carne, crema, leche entera y queso. Además, evite los alimentos que estén hechos con o que contengan aceites de palma o de coco, mantecas sólidas y manteca de cerdo. Los alimentos procesados como los artículos fritos, los productos horneados y las galletas saladas también contienen grasas trans, por lo que hay que evitarlas en la medida de lo posible. Si no está seguro de qué alimentos son bajos en grasas saturadas y grasas trans, simplemente revise las etiquetas de los alimentos para ver su contenido.

- **Legumbres, semillas y frutos secos** - El número recomendado de porciones de frutos secos, semillas y legumbres por semana es **de 4 a 5**.

Este tipo de alimentos es una buena fuente de proteínas, potasio y magnesio. Ejemplos de alimentos que pertenecen a este grupo son las lentejas, los guisantes, los frijoles, las semillas de girasol y las almendras. Además de vitaminas y nutrientes, este grupo de alimentos también contiene mucha fibra y fitoquímicos que protegen al cuerpo de las enfermedades cardiovasculares y de ciertos cánceres. Una sola porción de nueces, semillas y legumbres puede ser ½ taza de guisantes o frijoles cocidos, 2 cucharadas de semillas o 1/3 de taza de nueces.

Cómo incorporarlas: Las nueces son ricas en calorías y grasas, por eso la mayoría de las dietas restringen este tipo de alimentos. Sin embargo, también contienen ácidos grasos Omega-3 que son buenos para el corazón. Puede incorporar este tipo de alimentos como aderezos para cereales, ensaladas o salteados. También puede obtener sus raciones sustituyendo la carne por productos de soja como el tempeh y el tofu.

- **Dulces** - El número recomendado de porciones de dulces por semana es **de 5** o menos.

Con el fin de mantener una dieta bien equilibrada, usted debe permitir un par de porciones de dulces en su sistema. Una sola porción de dulces puede ser 1 taza de limonada, ½ taza de sorbete, o 1 cucharada de mermelada o jalea.

Cómo incorporarlos: Puede comer galletas, galletas saladas, caramelos duros, gominolas y sorbetes si se le antoja un dulce, pero sería útil que eligiera la variedad baja en grasa o sin grasa en lugar de las normales. Además, al hacer postres o bocadillos dulces, también puede utilizar edulcorantes artificiales como Splenda y Equal para minimizar el consumo de azúcar.

Los efectos de la cafeína y el alcohol

El consumo excesivo de alcohol puede aumentar la presión arterial. Por eso la dieta DASH destaca la importancia de establecer un techo para el consumo de alcohol. El máximo es de 2 porciones de alcohol por día para los hombres y 1 porción por día para las mujeres. En cuanto a la cafeína, su efecto sobre la presión arterial todavía no está claro ya que diferentes personas parecen tener diferentes niveles de tolerancia a la cafeína. Si el consumo de bebidas con cafeína hace que su presión arterial aumente, incluso temporalmente, debe consultar a su médico para que le dé las recomendaciones adecuadas.

Dieta DASH y pérdida de peso

Aunque la dieta DASH no está diseñada para la pérdida de peso, usted puede perder algunas libras extras debido a las elecciones de alimentos más saludables y a que hace que sus calorías cuenten. La dieta DASH estándar está establecida para proporcionarle 2.000 calorías por día. Si desea perder peso, puede tomar menos calorías de las recomendadas, sin embargo, asegúrese de consultar primero a su médico ya que un cambio repentino en la ingesta de alimentos también puede desencadenar un cambio perjudicial en su presión arterial.

Reducir el sodio sin reducir el sabor

Los alimentos y comidas promovidos por la dieta DASH son típicamente bajos en sodio pero ciertamente no carecen de sabor. Sin embargo, los principiantes pueden necesitar algún ajuste, especialmente si están acostumbrados a los sabores fuertes y sabrosos. Para ayudarle a reducir gradualmente su consumo de sodio, he aquí algunos consejos:

- Familiarícese con los condimentos y especias sin sodio que puede usar en lugar de la sal.
- Enjuague los alimentos enlatados si es posible para eliminar parte del sodio añadido.
- Evite agregar sal u otros saborizantes que contengan sodio cuando prepare cereal, pasta o arroz.
- Elija alimentos con etiquetas como "muy bajo en sodio", "bajo en sodio", "sin sodio" o "sin sal agregada" cuando compre en los supermercados.
- Acostúmbrese a leer las etiquetas de los alimentos y se sorprenderá de cómo algunos alimentos tienen un contenido de sodio realmente alto como algunas sopas enlatadas, cereales instantáneos, verduras enlatadas e incluso el aparentemente inocente pavo rebanado de una charcutería local.

Hay una diferencia notable entre los alimentos regulares y la variedad baja en sodio. Para darle a su paladar un poco de tiempo para adaptarse, simplemente reduzca el uso de la sal de mesa e introduzca gradualmente las opciones más bajas en sodio en sus comidas. También hay algunas mezclas de especias de hierbas y otros condimentos sin sal que pueden ayudar a facilitar la transición.

Empezar con fuerza

Hacer cualquier tipo de dieta puede ser difícil, especialmente al principio. Esta es una de las principales razones por las que la mayoría de la gente lo deja. La clave del éxito de la dieta DASH es aprender a abrirse paso con facilidad en su nuevo estilo de vida alimenticio. A continuación encontrará algunos consejos para ayudarle a hacer precisamente eso:

- **Permítase ajustarse.** Si no le gustan las verduras y las frutas o necesita reducir considerablemente sus dulces, dése un tiempo para adaptarse. Tome medidas para el bebé añadiendo o quitando una porción por día para cada grupo de alimentos. Mientras hace cambios en su dieta, también tome nota de los cambios que nota en su cuerpo, ya sean positivos o negativos, para que pueda identificar sus áreas problemáticas (por ejemplo, nota que tiene más gases al comer verduras o frijoles o que tiene diarrea al comer granos). Al conocer sus áreas problemáticas, podrá pedir consejo a los profesionales de la salud.

- **Añada actividades físicas que pueda gestionar.** Una excelente manera de obtener resultados más positivos con su dieta DASH es agregar más actividades físicas para ayudarle a reducir su presión arterial. Si su horario le permite hacer ejercicio o ir al gimnasio, hágalo. De no ser así, también puede agregar más actividades físicas caminando o subiendo las escaleras con más frecuencia. No te presiones para hacer más de lo que eres capaz o tu tiempo te lo permite.

- **Reconozca sus logros y permita que se produzcan errores.** Recompense sus logros con golosinas no alimenticias como salir al cine o comprar ropa nueva (lo cual puede ser una buena idea ya que definitivamente va a perder algo de peso). No te castigues si tienes un desliz. Recuerde que el cambio de hábitos toma bastante tiempo. Lo que puedes hacer es aprender lo que provocó el contratiempo y retomarlo donde lo dejaste.

- **No tenga miedo de pedir apoyo.** Si le resulta difícil seguir la dieta DASH, pida ayuda. Exprese sus preocupaciones con su dietista o busque el apoyo de la comunidad de la dieta DASH.

Capítulo 2: Recetas de la dieta DASH para el desayuno

Avena horneada con manzana

Añada un delicioso toque a su avena matutina de todos los días.

Rinde 9 porciones

Ingredientes:

- ½ taza de compota de manzana azucarada
- 1 huevo, batido
- 1 cucharadita de vainilla
- 1 ½ tazas de leche sin grasa
- 1 ½ tazas de manzana picada
- 2 cucharadas de aceite
- 1 cucharadita de polvo de hornear
- 2 tazas de copos de avena enrollados
- 1 cucharadita de canela
- ¼ cucharadita de sal

Para la cobertura

- 2 cucharadas de nueces picadas

- 2 cucharadas de azúcar moreno

Instrucciones:

1. Ponga el horno a 375F y precaliéntelo. Prepare un molde de hornear de 8 pulgadas cuadradas y engrase ligeramente.
2. Combine la leche, el aceite, la vainilla, la compota de manzana y el huevo en un tazón para mezclar. Mezclar la manzana picada. En otro tazón, mezcle la avena, la canela, la sal y el polvo de hornear. Añada la mezcla de avena a la mezcla de compota de manzana y mezcle bien hasta que se combinen. Transfiera la mezcla al molde de hornear preparado. Hornee en el horno durante 25 minutos.
3. Una vez hecho, retire el molde del horno y espolvoree las nueces y el azúcar por encima. Ase en el horno por 4 minutos mientras mantiene un ojo para evitar que se queme.
4. Dividir en 9 cuadrados y servir mientras aún está caliente.

Dieta DASH

Información nutricional por porción: **160 Calorías, 6g Grasa total, 22g Carbohidratos, 6g Proteína y 3g Fibra**

Tostadas francesas con salsa de manzana

Su tostada francesa favorita, sólo que más saludable.
Sirve a 6 personas
Ingredientes:

- ½ taza de leche
- 2 huevos
- 2 cucharadas de azúcar blanco
- 1 cucharadita de canela molida
- 6 rebanadas de pan integral
- ¼ taza de compota de manzana sin azúcar

Instrucciones:

1. Mezcle el puré de manzana, el azúcar, la canela, la leche y los huevos hasta que se combinen bien.
2. Remoje el pan, pieza por pieza, hasta que la mezcla se absorba ligeramente.
3. Coloque una sartén ligeramente engrasada a fuego medio y cocine las rebanadas de pan remojado hasta que ambos lados estén dorados. Servir mientras aún está caliente.

Dieta DASH

Información nutricional por porción: **150 calorías, 3g de grasa total, 27g de carbohidratos, 8g de proteína y 2g de fibra**

Mark Evans

Frittata de Cebolla con Espárragos

Cargue cada mañana con esta sabrosa frittata.
Sirve a 4 personas
Ingredientes:

- 1 cebolla mediana, cortada en rodajas finas
- 1 cucharadita de aceite de oliva
- 2 tazas de espárragos, cortados en trozos de 1 pulgada
- 2 cucharaditas de vinagre balsámico
- ¼ taza de albahaca fresca, cortada en rodajas finas
- 3 cebollas de verdeo, en rodajas
- ¼ taza y 1 cucharada de queso parmesano, rallado
- 6 huevos grandes
- Pimienta fresca molida
- ½ cucharadita de sal kosher

Instrucciones:

1. Ponga la parrilla en alto y precaliéntela.
2. Coloque una sartén de 12 pulgadas para el horno a fuego medio. Añadir el aceite de oliva. Una vez que esté caliente, añada las cebollas y cocine por 5 minutos. Añada el

vinagre balsámico. Añadir 2 cucharadas de agua y los espárragos. Cubrir con una tapa y cocer al vapor durante 4 minutos.
3. Batir los huevos y añadir en ¼ taza del parmesano rallado. Mezcle hasta que esté bien combinado y sazone con una cucharadita de sal kosher y pimienta recién molida.
4. Retire la tapa de la sartén y añada el resto de la sal kosher, la albahaca y las cebollas de verdeo. Mezcla bien.
5. Vierta la mezcla de huevo en la sartén y revuelva brevemente. Cocine por 2 minutos.
6. Coloque la sartén en la parrilla y cocine por 3 minutos. Una vez hecho, retire la sartén de la parrilla y espolvoree el parmesano restante encima. Descanse durante 5 minutos.
7. Cortar la frittata en 4 y servir inmediatamente.

Información nutricional por porción: **190 calorías, 11g de grasa total, 8g de**

Mark Evans

carbohidratos, 14g de proteínas y 2g de fibra

Dieta DASH

Camote al horno

Disfrute de una decadente comida antioxidante cada mañana.

Sirve a 1

Ingredientes:

- ½ cucharada de mantequilla, derretida
- 1 camote morado pequeño
- ¼ taza de arándanos
- 1/8 de taza de nueces picadas
- 1 chorro de canela
- ½ cucharada de coco en copos

Instrucciones:

1. Frotar las batatas bajo agua tibia. Seca y perfora varias veces con un tenedor.
2. Envuelva el camote en una hoja de papel toalla. Caliente en el microondas durante 3 minutos ½. Descanse durante 5 minutos mientras aún está envuelto en una toalla de papel.
3. Derretir la mantequilla y abrir el camote en rebanadas. Rocíe la mantequilla sobre el camote y cubra con la canela, los arándanos y las nueces.

Información nutricional por porción: **297 calorías, 16 g de grasa total, 37 g de carbohidratos, 5 g de proteínas y 5 g de fibra.**

Dieta DASH

Panqueques de plátano con nueces

Un desayuno abundante y delicioso para toda la familia.

Sirve a 6 personas

Ingredientes:

- 2 cucharaditas de polvo de hornear
- 1 taza de harina de trigo integral
- ¼ cucharadita de canela
- ¼ cucharadita de sal
- 1 taza de leche 1%.
- 1 plátano grande, triturado
- 2 cucharaditas de aceite
- 3 claras de huevo grandes
- 2 cucharadas de nueces picadas
- 1 cucharadita de vainilla

Instrucciones:

1. Mezcle el polvo de hornear, la harina, la canela, la sal y las nueces. Combine el puré de plátanos, vainilla, aceite, clara de huevo y leche en un tazón separado hasta que esté suave.
2. Vierta la mezcla de plátano en la mezcla de harina y mézclelo todo hasta que esté bien

combinado. Tenga cuidado de no mezclar demasiado.
3. Ponga una cacerola grande a fuego medio. Cubra ligeramente la sartén con spray de cocina. Vierta la taza de masa ¼ y cocine hasta que empiece a burbujear. Voltear y cocinar el otro lado. Haga el mismo procedimiento con la masa restante.

Información nutricional por porción: **146 Calorías, 4g Grasa total, 22g Carbohidratos, 7g Proteína y 3g Fibra**

Dieta DASH

Explosión matutina de bayas

Este es un parfait matutino refrescantemente delicioso para niños y adultos.

Sirve a 4 personas

Ingredientes:

- 1 taza de granola baja en grasa
- 1 taza de fresas enjuagadas, en rodajas
- 1 taza de yogur natural bajo en grasa
- 1 taza de arándanos enjuagados

Instrucciones:

1. Prepare 4 vasos pequeños.
2. Dividir las fresas en partes iguales entre los 4 vasos. Espolvoree la granola sobre las fresas.
3. Divida los arándanos por igual entre los 4 vasos y colóquelos sobre la granola. Ponga el yogur sobre los arándanos y sirva.

Información nutricional por porción: **150 calorías, 4g de grasa total, 27g de carbohidratos, 5g de proteínas y 3g de fibra**

Gazpacho mañanero de menta

Sirva un gazpacho frutal como un regalo matutino para toda la familia.

Sirve a 4 personas

Ingredientes:

- 1 ½ tazas de frambuesas
- 1 ½ tazas de arándanos
- 1 cucharada de jugo de naranja
- 2 cucharadas soperas de azúcar crudo
- 1 cucharadita de jugo de limón
- 1 cucharadita de jugo de limón
- Hojas de menta fresca
- 1 cucharadita de cáscara de limón
- 1 taza de yogur griego sin grasa

Instrucciones:

1. Mezcle la cáscara de limón, el jugo de limón, el jugo de naranja, el azúcar, las frambuesas y los arándanos en un recipiente a prueba de calor. Cubra el tazón firmemente con una envoltura de plástico.

Dieta DASH

2. Caliente el agua en una cacerola grande. Una vez que se hierva a fuego lento, coloque el tazón cubierto sobre la cacerola y cocine por 10 minutos. Deje a un lado para que se enfríe a temperatura ambiente. Refrigerar durante 4 horas.
3. Sirva en tazones y cubra con menta fresca y ¼ taza de yogur.

Información nutricional por porción: **112 Calorías, 1g Grasa total, 23g Carbohidratos, 6g Proteína y 4g Fibra**

Mark Evans

Banana dividida

Ahora, puede tomar el postre para el desayuno.
Sirve a 2 personas
Ingredientes:

- ½ taza de cereal de avena
- 1 plátano pequeño
- ½ cucharadita de miel
- ½ taza de yogur de vainilla bajo en grasa
- ½ taza de trozos de piña en lata

Instrucciones:

1. Pele el plátano y córtelo por la mitad a lo largo. Coloque cada mitad de la banana en tazones separados para servir.
2. Espolvorea granola sobre las mitades de los plátanos. Ponga el yogur encima de cada uno y rocíe miel por todos lados.
3. Adorne con los trozos de piña y espolvoree con granola extra encima. Sirva inmediatamente.

Información nutricional por porción: **180 calorías, 3.5g de grasa total, 34g de carbohidratos, 5g de proteína y 3g de fibra**

Dieta DASH

Pudín de pan por la mañana

No hay nada mejor que despertarse con un cálido y cómodo pudín de pan.

Sirve a 4 personas

Ingredientes:

- 4 huevos
- 1 ½ tazas de leche 1% baja en grasa
- ½ cucharadita de extracto de vainilla
- 2 cucharadas de azúcar moreno
- 1/8 de cucharadita de sal
- ½ cucharadita de canela molida
- ½ taza de manzana pelada y cortada en cubitos
- 3 tazas de pan integral cortado en cubos
- 2 cucharaditas de azúcar en polvo
- ¼ taza de pasas de uva

Instrucciones:

1. Ponga el horno a 350F y precaliéntelo.
2. Bata la sal, la canela, la vainilla, el azúcar moreno, los huevos y la leche en un tazón grande. Añada las pasas, la manzana y los cubos de pan y mézclelos hasta que estén

bien combinados y el pan haya absorbido el líquido.

3. Prepare una fuente para hornear de 8 pulgadas y cúbrala con mantequilla. Coloque la mezcla de pan en el molde de hornear preparado y cúbrala con papel de aluminio. Hornee en el horno durante 40 minutos. Retire el papel de aluminio y hornee durante otros 20 minutos.

4. Una vez hecho, déjelo a un lado por 10 minutos. Espolvoree con azúcar en polvo antes de servir.

Información nutricional por porción: **250 calorías, 6g de grasa total, 13g de proteína y 3g de fibra**

Dieta DASH

Batido Verde

Lleno de nutrientes desde el principio con este delicioso batido verde.

Sirve a 1

Ingredientes:

- 1 taza de espinaca bebé, envasada
- 1 plátano mediano
- ¼ taza de avena entera
- ½ taza de leche sin grasa
- ¼ taza de yogur natural sin grasa
- ¾ taza de mango congelado
- ½ cucharadita de vainilla

Instrucciones:

1. Mezcle todos los ingredientes en una licuadora de alta velocidad hasta que esté suave. Sirva inmediatamente.

Información nutricional por porción: **350 calorías, 2g de grasa total, 77g de carbohidratos, 12g de proteínas y 9g de fibra**

Capítulo 3: Recetas de la dieta DASH para platos principales

Pollo con Brócoli Stir-Fry

Saltee la comida china y disfrute de esta comida sana y abundante con toda la familia.

Sirve a 4 personas

Ingredientes:

- 1 cucharada de salsa de soja baja en sodio
- 1/3 taza de jugo de naranja
- 2 cucharaditas de maicena
- 1 cucharada de salsa Szechuan
- 1 libra de pechuga de pollo deshuesada, cortada en trozos de 1 pulgada
- 1 cucharada de aceite de canola
- 6 oz de guisantes congelados
- 2 tazas de flores de brócoli congeladas
- 2 tazas de arroz integral cocido
- 2 tazas de col rallada
- 1 cucharada de semillas de sésamo

Instrucciones:

Dieta DASH

1. Combine la maicena, la salsa szechuan, la salsa de soja y el jugo de naranja en un tazón pequeño.
2. Añada el aceite de canola en un wok. Una vez que el aceite esté caliente, añada el pollo y fría durante 7 minutos. Añada los guisantes, el brócoli, la col y la mezcla de la salsa. Revuelva durante 5 minutos.
3. Servir sobre el arroz integral. Espolvorea semillas de sésamo por encima.

Información nutricional por porción: **340 calorías, 8g de grasa total, 35g de carbohidratos, 28g de proteínas y 5g de fibra**

Carne y Fideos

Este es un corte de fideos ramen imprescindible.

Sirve a 6 personas

Ingredientes:

- ½ lb de carne molida magra
- 2 tazas de agua
- 1 paquete de condimentos de los fideos estilo ramen
- 2 paquetes de fideos orientales instantáneos estilo ramen, rotos en pequeños trozos
- 2 cebollas verdes, en rodajas finas
- 16 oz de vegetales congelados estilo asiático
- 2 dientes de ajo, picados
- 1 cucharada de jengibre fresco

Instrucciones:

1. A fuego medio-alto, cocine la carne molida en una sartén grande hasta que ya no esté rosada. Drenar el exceso de grasa.
2. Añada el agua y el paquete de condimentos y mézclelos hasta que estén bien combinados.

Dieta DASH

3. Añada el ajo, el jengibre, la cebolla de verdeo y las verduras congeladas. Mezclar y llevar la mezcla a ebullición. Ponga la calefacción en alto.
4. Reducir el fuego a bajo y añadir los fideos ramen. Cocine a fuego lento durante 5 minutos mientras se remueve ocasionalmente.

Información nutricional por porción: **270 calorías, 10g de grasa total, 27g de carbohidratos, 17g de proteína y 3g de fibra**

Mark Evans
Quinoa con Pollo y Parmesano

Este es un delicioso plato principal sin gluten y repleto de proteínas.

Sirve a 6 personas

Ingredientes:

- 1 cebolla mediana, en dados
- 1 cucharada de aceite de oliva
- 2 cucharadas de vinagre balsámico
- 3 dientes de ajo, picados
- 15 onzas de tomates en lata cortados en cubos
- 15 oz de salsa de tomate en lata
- 1 taza de quinua
- Albahaca
- Orégano
- Pimienta
- 1 libra de pollo sin piel y sin hueso, cocido y cortado en cubos
- 2 tazas de agua
- 2 cucharadas de queso parmesano rallado
- 2/3 taza de queso mozzarella parcialmente descremado rallado

Instrucciones:

Dieta DASH

1. Ponga el horno a 375F y precaliéntelo. Prepare una fuente para hornear de 2 cuartos de galón y rocíe con aceite de cocina.
2. Para hacer la salsa, coloque una sartén grande a fuego medio. Añada el aceite. Una vez caliente, añada la cebolla y cocine por 7 minutos mientras revuelve frecuentemente. Añada el ajo y cocine por 1 minuto. Añada el vinagre balsámico y cocine hasta que la mayor parte del líquido se absorba. Raspe los trozos de color marrón de la sartén. Añada el pimiento, el orégano, la albahaca, los tomates cortados en dados y la salsa de tomate. Revuelva y ponga la mezcla a hervir a fuego lento. Deje que se cocine a fuego lento mientras se prepara el resto de la comida.
3. Para hacer la quinoa, enjuague a través de un colador de malla bajo agua fría durante 2 minutos. En una cacerola pequeña, agregar el agua y la quinua. Poner a hervir y cubrir con una tapa. Reduzca el fuego y cocine por 25 minutos.

4. Para servir, mezclar el pollo y la quinoa con la salsa hasta que estén bien combinados. Colocar la mezcla en la fuente de horno preparada y espolvorear la mozzarella y el parmesano por encima. Hornee en el horno durante 10 minutos. Sirva inmediatamente.

Información nutricional por porción: **355 Calorías, 10g Grasa total, 31g Carbohidratos, 33g Proteína y 5g Fibra**

Dieta DASH

Hamburguesas de cebada con frijoles

Ahora puede comer hamburguesas para la cena.

Sirve 8 porciones

Ingredientes:

- 2 tazas de frijoles rojos, cocidos
- ½ cucharadita de ajo en polvo
- 1 cucharada de aceite de oliva
- ½ taza de germen de trigo
- 3 dientes de ajo, picados
- ½ taza de cebolla, chuleta
- ½ cucharadita de salvia
- 1 cucharadita de sal marina
- 2 tazas de cebada entera sin cáscara, cocida
- ½ cucharadita de semilla de apio, molida

Instrucciones:

1. Triture la cebada y los frijoles juntos.
2. Freír el ajo y la cebolla y añadirlos al puré junto con el resto de los ingredientes.
3. Forme la mezcla en hamburguesas de 4 pulgadas y cocine a fuego medio hasta que ambos lados estén dorados.

Información nutricional por porción: **280 calorías, 4g de grasa total, 49g de carbohidratos, 12g de proteína y 13g de fibra**

Dieta DASH

Carne de res con salsa de piña

¿Cómo suena la carne asada para la cena?

Sirve a 6 personas

Ingredientes:

- Sal
- Pimienta
- 1 ½ libras de filetes de rancho, corte de 1 pulgada de grosor

Para el adobo

- 2 cucharadas de aceite de oliva
- 2 cucharadas de jugo de limón fresco
- 1 pimiento jalapeño mediano, picado
- 2 dientes de ajo grandes, picados
- ½ cucharadita de comino molido

Para la salsa

- 1 cebolla roja mediana, cortada para hacer 12 gajos
- ½ piña mediana, pelar y cortar para hacer trozos de 1 ½ pulgadas
- 2 cucharaditas de cáscara de limón
- 1 pimiento rojo grande, cortado en trozos de 1 ½ pulgadas

- ½ cucharadita de sal

Instrucciones:

1. Mezcle todos los ingredientes para el marinado en un recipiente mediano. Reserve 2 cucharadas. Corte los filetes para hacer 1 trozo de ¼-pulgadas y en el adobo. Lánzalo hasta que esté bien cubierto. Cubra el tazón y deje que la carne se marine en el refrigerador por 30 minutos.
2. Una vez hecho esto, retire la carne del tazón y deseche el adobo. Alternar la verdura, la fruta y la carne en 6 brochetas de metal.
3. A fuego medio, asar las brochetas durante 15 minutos, dándoles la vuelta de vez en cuando. Luego, cubra la parrilla y cocine las brochetas por otros 9 minutos mientras da vuelta ocasionalmente.
4. Retire las verduras, frutas y carne de los pinchos. Cortar las verduras y la fruta en trozos grandes. Mezclar las frutas y verduras con los ingredientes de la salsa y

el adobo reservado. Sazonar la carne con pimienta y sal y servir con la salsa.

Información nutricional por porción: **207 calorías, 8g de grasa total, 9g de carbohidratos, 24g de proteína y 1.5g de fibra**

Mark Evans

Panini de manzana suiza

Esta es una crujiente mezcla de sandwiches dulces y salados que querrá comer una y otra vez.

Sirve a 4 personas

Ingredientes:

- ¼ taza de mostaza de miel sin grasa
- 8 rebanadas de pan integral
- 6 onzas de queso suizo bajo en grasa, en rebanadas finas
- 2 manzanas crujientes, en rodajas finas
- Aerosol de cocina
- 1 taza de hojas de rúcula

Instrucciones:

1. Esparcir la mostaza uniformemente sobre las rebanadas de pan.
2. Ponga las hojas de rúcula, el queso y la manzana sobre 4 rebanadas y cubra cada una con el pan restante.
3. Ase cada sándwich durante 5 minutos en una prensa de Panini o en una sartén. Una vez hecho, deje enfriar ligeramente antes de servir.

Dieta DASH

Información nutricional por porción: **280 calorías, 4.5g de grasa total, 44g de carbohidratos, 17g de proteína y 5g de fibra**

Mark Evans

Sándwich de vegetales California a la parrilla

Incluso a los amantes de la carne les encantará este saludable sándwich de verduras.

Sirve a 4 personas

Ingredientes:

- 3 dientes de ajo, picados
- 3 cucharadas de mayonesa ligera
- 1/8 de taza de aceite de oliva
- 1 cucharada de jugo de limón
- 1 calabacín pequeño, en rodajas
- 1 taza de pimientos rojos, en rebanadas
- 1 calabaza amarilla pequeña, en rodajas
- 1 cebolla roja en rodajas
- ½ taza de queso feta reducido en grasas, desmenuzable
- 2 rebanadas de pan de focaccia

Instrucciones:

1. Combine el jugo de limón, ajo y mayonesa en un tazón. Colóquelo en el refrigerador hasta que lo necesite.
2. Ponga la parrilla a fuego alto y precaliéntela.

3. Cubrir las verduras con aceite de oliva y engrasar la rejilla. Coloque el calabacín y los pimientos cerca del centro de la parrilla y coloque el calabacín y las cebollas alrededor de los lados. Asar a la parrilla cada lado por 3 minutos.
4. Esparza mayonesa sobre el lado cortado del pan y espolvoree con feta desmenuzada. Ase el pan con el lado del queso hacia arriba por 2 minutos. Cubrir la parrilla con una tapa. Una vez hecho esto, ponga las verduras en capas sobre las rebanadas de pan y sirva.

Información nutricional por porción: **240 calorías, 14g de grasa total, 24g de carbohidratos, 7g de proteína y 2g de fibra**

Mark Evans

Rollos de primavera de mariscos frescos

Esta es una opción más saludable cuando se tiene un antojo de rollitos de primavera fritos.

Sirve a 6 personas

Ingredientes:

- 12 hojas de lechuga de babero
- 12 hojas de papel de arroz
- ¾ taza de cilantro fresco
- 12 hojas de albahaca
- ½ pepino mediano, en rodajas finas
- 1 taza de zanahorias, ralladas
- 1 ¼ lbs de camarones desvenados y pelados, cocidos

Instrucciones:

1. Sumerja una hoja de papel de arroz en agua tibia hasta que esté húmeda. Colóquelo en una tabla de cortar limpia.
2. Ponga en capas 1 hoja de lechuga, 1 hoja de albahaca y 1 cucharada de cada uno de los pepinos, zanahorias y cilantro. Coloque 4 camarones sobre las verduras y enrolle el papel de arroz como si fuera un burrito y

luego meta las puntas. Repita el procedimiento para hacer 12 rollos de primavera frescos.
3. Sirva inmediatamente.

Información nutricional por porción: **180 calorías, 2g de grasa total, 17g de carbohidratos, 22g de proteínas y 1g de fibra**

Atún Melt

Prepare un almuerzo completo en 10 minutos.

Sirve a 4 personas

Ingredientes:

- 1/3 taza de apio picado
- 6 oz de atún blanco en agua, escurrir
- ¼ taza de aderezo para ensalada rusa bajo en grasa
- ¼ taza de cebolla picada
- 3 oz de queso cheddar reducido en grasa, rallado
- 2 panecillos ingleses integrales, partidos
- Sal
- Pimienta negra

Instrucciones:

1. Precaliente la parrilla.
2. Mezcle el aderezo para ensalada, la cebolla, el apio y el atún. Saboree y sazone de acuerdo con la pimienta negra y la sal. Tostar las mitades del panecillo. Coloque ¼ de la mezcla de atún en cada mitad del panecillo y colóquelo en un plato para

hornear. Asar a la parrilla durante 3 minutos.
3. Cubrir con el queso y asar de nuevo durante un minuto.

Información nutricional por porción: **210 calorías, 6g de grasa total, 20g de carbohidratos, 19g de proteína y 3g de fibra**

Mark Evans

Ensalada de atún

Experimente un cambio agradable de las tradicionales ensaladas de atún.

Sirve a 2 personas

Ingredientes:

- 1 cucharada de aceite de oliva extra virgen
- 5 oz de atún enlatado en agua, escurrir
- ¼ taza de cebolla de verdeo picada
- 1 cucharada de vinagre de vino tinto
- 1 taza de pasta cocida
- 2 tazas de rúcula
- Pimienta negra
- 1 cucharada de queso parmesano recién raspado

Instrucciones:

1. Mezcle todos los ingredientes en una ensaladera, excepto la pimienta y el parmesano. Una vez bien combinado, sazonar con pimienta y cubrir con queso. Sirva inmediatamente.

Información nutricional por porción: **245 calorías, 7g de grasa total, 23g de**

carbohidratos, 23g de proteína y 1g de fibra

Capítulo 4: Recetas de la dieta DASH para postres

Arroz con leche de almendra

Esta delicia es sabrosa, saludable y sin culpa.
Sirve a 6 personas
Ingredientes:

- 1 taza de arroz blanco
- 3 tazas de leche 1%.
- 1 cucharadita de vainilla
- ¼ taza de azúcar
- Canela
- ¼ cucharadita de extracto de almendra
- ¼ taza de almendras tostadas

Instrucciones:

1. Mezcle el arroz y la leche en una cacerola y ponga la mezcla a hervir.
2. Reduzca el calor y cocine a fuego lento durante 30 minutos cubierto.

3. Una vez hecho, retirar la cacerola del fuego y añadir la canela, el extracto de almendra, la vainilla y el azúcar. Mezcla bien.
4. Espolvoree las almendras tostadas antes de servir.

Información nutricional por porción: **180 calorías, 1.5g de grasa total, 36g de carbohidratos, 7g de proteína y 1g de fibra**

Mark Evans
Batido cremoso de manzana

Haga este postre rico en calcio en menos de 10 minutos.
Sirve a 4 personas
Ingredientes:

- 1 taza de puré de manzana sin azúcar
- 2 tazas de helado de vainilla bajo en grasa
- 1 taza de leche descremada sin grasa
- ¼ cucharadita de canela molida

Instrucciones:

1. Mezcle todos los ingredientes en una licuadora y viértalos en vasos.
2. Cubrir con canela extra y servir.

Información nutricional por porción: **160 calorías, 3g de grasa total, 27g de carbohidratos, 6g de proteína y 1g de fibra**

Manzanas al horno

Pruebe esta receta que puede calentarle en días fríos.

Sirve a 4 personas

Ingredientes:

- ¼ taza de coco en copos
- 4 manzanas Golden Delicious
- 2 cucharaditas de cáscara de naranja rallada
- ¼ taza de albaricoques secos picados
- 2 cucharadas de azúcar moreno
- ½ taza de jugo de naranja

Instrucciones:

1. Pele las manzanas y retire el núcleo ahuecando el centro. Colóquelo en una bandeja de hornear a prueba de calor. Mezcle la cáscara de naranja, los albaricoques y los cocos hasta que estén bien combinados. Llene las manzanas con la mezcla de manera uniforme.
2. Combine el azúcar moreno y el jugo de naranja. Vierta la mezcla sobre las manzanas. Cubra bien la bandeja de hornear con una envoltura de plástico.

Mark Evans

Pinchar el envoltorio para crear respiraderos. Ponga en el microondas en posición alta durante 8 minutos.

Información nutricional por porción: **192 calorías, 2g de grasa total, 46g de carbohidratos, 1g de proteína y 6g de fibra**

Dieta DASH

Arroz con leche de naranja

Pudín cremoso de vainilla anaranjada que hará de cada mañana una delicia!

Sirve a 6 personas

Ingredientes:

- 3 naranjas de ombligo grandes
- ¾ taza de arroz basmati
- 4 tazas de leche evaporada sin grasa
- ½ vaina de vainilla, cortada por la mitad a lo largo
- 4 cucharadas de azúcar
- ¼ taza de leche condensada baja en grasa y azucarada
- 2 cucharadas de semillas de granada
- 2 cucharadas de pistachos picados

Instrucciones:

1. Añada 2 tazas de agua en una cacerola y deje hervir. Añada el arroz y reduzca el calor. Cubrir la cacerola con una tapa y cocinar el arroz a fuego lento durante 20 minutos.

2. Tome una cucharadita de cáscara de una de las naranjas. Jugar la naranja y reservar.
3. Segmente las naranjas restantes quitando la corteza, la médula y la membrana. Ponga los segmentos a un lado.
4. Añada ½ taza del jugo de naranja al arroz una vez que esté tierno. Añada la cáscara de naranja, el azúcar, la leche condensada, la leche evaporada y el grano de vainilla.
5. Cocine el arroz durante otros 25 minutos sin tapar, revolviendo frecuentemente hasta que el pudín tenga una consistencia cremosa.
6. Quitar la vaina de vainilla y servir. Cubrir con las semillas de granada y los pistachos.

Información nutricional por porción: **286 calorías, 2g de grasa total, 52g de carbohidratos, 16g de proteína y 2g de fibra**

Dieta DASH

Paletas saludables de bayas

Este postre está lleno de nutrientes y es perfecto para las calurosas tardes de verano.

Sirve 8 porciones

Ingredientes:

- 1 taza de moras
- 1 taza de arándanos
- 1 ¼ tazas de leche sin grasa
- 1 taza de yogur natural sin grasa

Instrucciones:

1. Mezcle todos los ingredientes en una licuadora hasta que estén bien combinados. Vierta ½ taza de la mezcla en cada molde de paletas y congele durante media hora.
2. Inserte los palitos de paleta y luego congélelos durante otra 1 hora.

Información nutricional por porción: **47 Calorías, 0g de grasa total, 9g de carbohidratos, 3g de proteínas y 1g de fibra**

Mark Evans
Nutty Oatty Blackberry Crumble

La baya de verano más las nueces dulces y la avena es una mezcla hecha en el cielo.

Sirve a 4 personas

Ingredientes:

- 1 cucharada de maicena
- 2 cucharadas de azúcar
- ½ cucharadita de jugo de limón
- 2 tazas de moras frescas
- ¼ taza de harina para todo uso
- ½ taza de copos de avena
- ½ cucharadita de canela
- ¼ taza de azúcar moreno
- 1 cucharada de mantequilla sin sal, en dados
- 1/8 de cucharadita de sal
- ¼ taza de avellanas, chuleta

Instrucciones:

1. Ponga el horno a 350F y precaliéntelo. Prepare un plato para hornear de 8 pulgadas y cúbralo con rocío de cocina.
2. Mezcle el azúcar, la maicena, las moras y el zumo de limón hasta que estén bien

combinados. Coloque la mezcla en la bandeja de hornear preparada.

3. En otro tazón, mezcle la sal, la canela, el azúcar moreno, la harina y la avena. Añada la mantequilla y revuelva hasta que la mezcla esté arenosa y tenga una consistencia desmenuzable. Revuelva las nueces. Espolvorea el desmoronamiento sobre las bayas.

4. Hornee durante 30 minutos y sirva mientras aún está caliente.

Información nutricional por porción: **240 calorías, 8g de grasa total, 39g de carbohidratos, 4g de proteína y 6g de fibra**

Mark Evans

Delicia de Arándanos

Este es un postre que se puede disfrutar durante todo el año.

Sirve a 4 personas

Ingredientes:

- 2 cucharaditas de mantequilla salada suave
- 3 tazas de arándanos frescos
- 1 cucharada de azúcar morena
- 1 cucharada de harina para todo uso
- ½ cucharadita de canela
- ½ taza de copos de avena

Instrucciones:

1. Ponga el horno a 375F y precaliéntelo.
2. Prepare un plato de pastel de 9 pulgadas. Enjuague y seque los arándanos y colóquelos en el plato de la tarta preparada.
3. Mezcle la canela, la avena, el azúcar, la harina y la mantequilla. Espolvoree la mezcla sobre los arándanos y hornee durante 25 minutos.
4. Servir caliente.

Dieta DASH

Información nutricional por porción: **140 calorías, 3g de grasa total, 28g de carbohidratos, 3g de proteínas y 4g de fibra**

Mark Evans
Bañeras de California

Disfrute de las fresas con tres deliciosas salsas.

Sirve a 6 personas

Ingredientes:

- 4 ½ tazas de fresas frescas

Para la salsa de crema de fresa

- ¼ taza de fresas
- ½ taza de crema agria reducida en grasas
- Mermelada de fresa

Para la salsa de chocolate y caramelo

- 6 cucharadas de salsa de chocolate
- 6 cucharadas de yogur sin grasa
- 1 ½ cucharaditas de jugo de naranja concentrado

Para la salsa de miel de almendra

- 3 cucharadas soperas de almendras tostadas, chuleta
- 2/3 taza de yogur sin grasa
- 2 ½ cucharadas de miel

Instrucciones:

1. Lave las fresas y séquelas con palmaditas.

Dieta DASH

2. Para hacer cada salsa, simplemente bata los ingredientes hasta que estén suaves y luego colóquelos en tazones separados.
3. Sirva las fresas con las salsas.

Información nutricional por porción: **200 calorías, 4g de grasa total, 39g de carbohidratos, 4g de proteínas y 3g de fibra**

Parfait de chocolate oscuro

Este es un rico aperitivo probiótico como ningún otro.
Sirve a 1
Ingredientes:

- 1 cucharada sopera de chispas de chocolate negro en miniatura
- 2/3 taza de kéfir bajo en grasa
- ½ taza de banana congelada
- 1 cucharada de coco rallado sin azúcar

Instrucciones:

1. Descongelar el plátano durante 30 minutos y cortarlo en rodajas.
2. Coloque el kéfir en un recipiente y espolvoree el coco, las pepitas de chocolate y las rodajas de plátano. Sirva inmediatamente.

Información nutricional por porción: **220 calorías, 9g de grasa total, 30g de carbohidratos, 8g de proteína, 9g de fibra**

Dieta DASH

Postre de Risotto de Manzana y Arándanos

Si no ha probado el Risotto com postre, esta receta es imprescindible.

Sirve a 4 personas

Ingredientes:

- 3 ½ tazas de leche sin grasa
- ½ taza de arándanos secos
- 1 pizca de sal
- 1 rama de canela
- 1 manzana Golden Delicious grande, con la cáscara y el corazón, y luego cortada en dados para hacer 1 ½ tazas
- 1 cucharada de mantequilla
- 1 ½ tazas de sidra de manzana
- ½ taza de arroz Arborio
- 1 cucharadita de vainilla
- 2 cucharadas de azúcar moreno ligero envasado

Instrucciones:

1. Ponga los arándanos en un recipiente y cúbralos con agua hirviendo. Deje que se siente durante 30 minutos.

2. Calentar la sal, la canela en rama y la leche en el microondas. Deje a un lado y cubra hasta que se necesite.

3. En un horno holandés a fuego medio, añada la mantequilla. Una vez derretida, añadir la manzana cortada en dados y cocinar durante 2 minutos, revolviendo con frecuencia. Añada el arroz y cocine durante 30 segundos. Añadir en ¾ taza de la sidra de manzana y cocinar durante 2 minutos. Añade el resto de la sidra de manzana y cocina de nuevo hasta que la mayor parte del líquido se haya evaporado. Añadir el azúcar y mezclar bien.

4. Añade ½ taza de leche caliente y el palito de canela en el horno holandés y cocina por 3 minutos mientras revuelves frecuentemente.

5. Añada la leche restante y cocine durante 20 minutos. El risotto debe tener una consistencia cremosa en este punto. Una vez hecho, retirar del fuego el risotto y desechar la rama de canela.

Dieta DASH

6. Escurra los arándanos y mézclelos con el risotto junto con la vainilla. Deje enfriar durante 10 minutos antes de servir.

Información nutricional por porción: **336 Calorías, 4g Grasa total, 71g Carbohidratos, 9g Proteína, 3g Fibra**

Capítulo 5: Recetas de la dieta DASH para bocadillos

Muffins de salvado de manzana ricos en fibra

Pruebe estos panecillos caseros que son bajos en grasa y en colesterol, sin mencionar que son deliciosos y sabrosos.

Sirve 12 porciones

Ingredientes:

- ¾ taza de harina de trigo integral
- ¾ taza de harina para todo uso
- 1 cucharadita de polvo de hornear
- 1 ½ cucharaditas de canela
- ¼ cucharadita de sal
- ½ cucharadita de bicarbonato de sodio
- ½ taza de salvado de avena
- 1 taza de suero de leche
- 2 cucharadas de aceite vegetal
- ¼ taza de azúcar morena firmemente empacada

Dieta DASH

- 1 ½ tazas de manzanas Golden Delicious picadas
- 1 huevo grande

Instrucciones:

1. Ponga el horno a 400F y precaliéntelo.
2. Prepare un molde para panecillos de 12 tazas y forrelo con forros de papel.
3. Mezcle la sal, el bicarbonato de sodio, el polvo de hornear, la canela, la harina para todo uso y la harina de trigo integral en un tazón.
4. En otro recipiente, bata juntos el huevo, el aceite, el azúcar moreno, el salvado de avena y el suero de leche. Vierta la mezcla húmeda en la mezcla seca y revuélvala hasta que esté bien combinada. Doblar las manzanas.
5. Vierta la masa en los moldes para panecillos preparados y hornee durante 20 minutos. Enfríe durante 5 minutos y luego transfiera a una rejilla de alambre para enfriar completamente.

Mark Evans

Información nutricional por porción: **121 Calorías, 3g Grasa total, 21g Carbohidratos, 4g Proteína y 3g Fibra**

Dieta DASH

Muffins de arándanos

Estos sabrosos bocadillos son lo suficientemente buenos para el desayuno o el postre.

Sirve 12 porciones

Ingredientes:

- ½ taza de avena entera a la antigua
- 1 ½ tazas de harina
- ½ cucharadita de polvo de hornear
- 1/3 de taza de azúcar
- ½ cucharadita de sal
- ¼ cucharadita de bicarbonato de sodio
- ½ taza de leche en seco
- 1 taza de leche
- 1 huevo
- ¼ taza de aceite
- 2/3 taza de arándanos congelados

Instrucciones:

1. Encienda el horno y póngalo a 350F y precaliéntelo. Prepare un molde para panecillos de 12 tazas y engráselo con spray de cocina.
2. Mezcle la sal, el bicarbonato de sodio, el polvo de hornear, el azúcar, la avena y la

harina en un tazón. En un tazón separado, combine el huevo, el aceite, la leche en polvo y la leche.

3. Revuelva la mezcla seca y húmeda. Añada los arándanos y mezcle suavemente. La masa debería seguir siendo abultada en este punto. Ponga una cuchara en los moldes de panecillos preparados y hornee durante 20 minutos. Servir caliente.

Información nutricional por porción: **150 calorías, 5g de grasa, 22g de carbohidratos, 4g de proteína y 1g de fibra**

Dieta DASH

Garbanzo crujiente

Disfrute de los sabrosos frijoles para una merienda saludable.

Sirve 8 porciones

Ingredientes:

- ½ cucharadita de sal
- 2 latas (15 onzas) de garbanzos sin sal
- 1 cucharadita de ajo en polvo
- ½ cucharadita de pimienta
- 1 cucharadita de copos de perejil seco
- 1 cucharadita de cebolla en polvo
- 2 cucharaditas de eneldo seco

Instrucciones:

1. Ponga el horno a 400F y precaliéntelo.
2. Escurra los garbanzos en lata y séquelos con una toalla de papel.
3. Mezcle el eneldo, el perejil, la cebolla en polvo, el ajo en polvo, la pimienta y la sal en un tazón pequeño.
4. Engrasar una bandeja de horno con borde y esparcir los garbanzos por encima. Rocíe los frijoles con rocío de cocina y espolvoree la mezcla de condimentos sobre los

frijoles. Agitar la bandeja de hornear para cubrir los frijoles de manera uniforme con el condimento. Esparcir los frijoles en una sola capa. Hornee durante 40 minutos. Enfriar antes de servir.

Información nutricional por porción: **111 calorías, 1g de grasa total, 20g de carbohidratos, 6g de proteínas y 4g de fibra**

Dieta DASH

Smoothy de melón fresco

Este es un refrescante smoothy de melón lleno de vitamina C.

Sirve 3 porciones

Ingredientes:

- 1 taza de yogur de limón bajo en grasa
- 2 tazas de melón cortado en cubos
- 1 taza de jugo de naranja

Instrucciones:

1. Mezcle todos los ingredientes en una licuadora hasta que esté suave. Sirva inmediatamente.

Información nutricional por porción: **120 calorías, 1g de grasa total, 22g de carbohidratos, 5g de proteínas y 1g de fibra**

Mark Evans
Panecillos de avena con limón y bayas

Estas golosinas están hechas especialmente para los que están en la dieta DASH.

Sirve 12 porciones

Ingredientes:

- 2 cucharadas de azúcar moreno firmemente empacado
- 1 ¾ tazas de avena a la antigua
- ½ taza de azúcar granulada
- 1 taza + 2 cucharadas de harina para todo uso
- ¼ cucharadita de sal
- 1 cucharada de polvo de hornear
- 2 claras de huevo, batidas ligeramente
- 1 taza de leche sin grasa
- 1 cucharadita de cáscara de limón
- 2 cucharadas de aceite vegetal
- 1 taza de arándanos frescos
- 1 cucharadita de vainilla

Instrucciones:

1. Ponga el horno a 400F y precaliéntelo. Prepare un molde para panecillos de 12 tazas y forrelo con vasos de papel.

2. Mezcle el azúcar moreno y la taza de avena ¼ para hacer la cobertura. Dejar a un lado hasta que se necesite.

3. Para hacer las magdalenas, combine el resto de los ingredientes y llene las copas de las magdalenas hasta ¾ del camino. Espolvoree los ingredientes y hornee durante 24 minutos. Deje enfriar durante 5 minutos antes de servir.

Información nutricional por porción: **160 calorías, 3g de grasa total, 33g de carbohidratos, 4g de proteínas y 2g de fibra**

Batido de limón energizante

Este tratamiento es especialmente refrescante y satisfactorio después de una tarde de entrenamiento.

Sirve a 1

Ingredientes:

- 6 oz de yogur natural sin grasa
- 3 cubos de hielo de leche, agrietados
- 1 cucharadita de jugo de limón fresco
- 2 cucharadas de azúcar granulado
- ½ cucharadita de cáscara de limón finamente rallada

Instrucciones:

1. Mezcle todos los ingredientes en una licuadora hasta que esté suave. Viértalo en un vaso de servir y disfrute!

Información nutricional por porción: **190 calorías, 1g de grasa total, 36g de carbohidratos, 13g de proteínas y 0g de fibra**

Dieta DASH

Pan de calabaza

Este sabroso pan es perfecto para el otoño o el invierno.

Sirve 8 porciones

Ingredientes:

- ¾ taza de leche baja en grasa
- 1 taza de puré de calabaza
- 2 huevos
- 1 taza de azúcar
- ½ cucharadita de polvo de hornear
- 2 tazas de harina integral para repostería
- ¼ cucharadita de clavos molidos
- 1 cucharadita de bicarbonato de sodio
- 1 cucharadita de pimienta inglesa molida
- 1 cucharadita de canela molida
- ¼ cucharadita de nuez moscada molida

Instrucciones:

1. Ponga el horno a 350F y precaliéntelo. Prepare un molde de pan y engráselo con mantequilla. Espolvorear con harina y reservar hasta que se necesite.
2. Bata la leche, el puré de calabaza, los huevos y el azúcar en un tazón. Añada el polvo de hornear, la harina de pastelería,

el clavo, el bicarbonato de sodio, la pimienta de Jamaica, la canela y la nuez moscada y mézclelos hasta que estén bien combinados.
3. Vierta la masa en el molde de pan y hornee durante 55 minutos. Enfriar durante 15 minutos en la sartén antes de colocarla en una rejilla de alambre para que se enfríe completamente.

Información nutricional por porción: **240 calorías, 2g de grasa total, 51g de carbohidratos, 6g de proteína y 5g de fibra**

Dieta DASH

Panecillos de la mañana de la Casa

Esta merienda de la mañana está llena de calcio y proteínas y va perfectamente bien con un café con leche sin grasa o un vaso de leche.

Sirve 12 porciones

Ingredientes:

- 1 taza de leche baja en grasa
- 1 huevo
- 2 cucharadas de aceite vegetal
- 1/3 de taza de azúcar
- ½ taza de pasas de uva
- ½ taza de zanahorias ralladas
- 1 cucharadita de vainilla
- ½ taza de nueces tostadas
- 1 taza de avena a la antigua
- 1 ½ tazas de harina
- 1 cucharadita de polvo de hornear
- 1 cucharadita de canela
- ½ cucharadita de sal
- ½ cucharadita de bicarbonato de sodio

Instrucciones:

1. Ponga el horno a 400F y precaliéntelo. Prepare un molde para panecillos de 12 tazas y engráselo con spray de cocina.
2. Mezclar la vainilla, las nueces, las pasas, las zanahorias, el aceite vegetal, el azúcar, la leche y el huevo hasta que estén bien combinados.
3. En otro tazón, mezcle la sal, el bicarbonato de sodio, el polvo de hornear, la canela, la avena y la harina. Vierta la mezcla de huevo en el tazón y revuelva suavemente hasta que esté bien combinada. Llene las tazas de magdalenas preparadas con la masa sobre ¾ del camino.
4. Hornee en el horno durante 15 minutos.

Información nutricional por porción: **180 calorías, 6g de grasa total, 26g de carbohidratos, 4g de proteínas y 2g de fibra**

Dieta DASH

Batido de frutas

Este refrescante batido invernal es rico en calcio y también puede tomarse como desayuno o postre ligero.

Sirve a 2 personas

Ingredientes:

- ½ plátano maduro medio
- 1 taza de melocotones frescos
- 1 taza de suero de leche bajo en grasa
- ½ taza de frambuesas frescas
- 3 cubitos de hielo

Instrucciones:

1. Mezcle todos los ingredientes en una licuadora hasta que esté lo suficientemente suave para beber. Sirva inmediatamente.

Información nutricional por porción: **120 calorías, 0.5g de grasa total, 24g de carbohidratos,** 5g de proteína y 4g de fibra

Mark Evans

Suavizante de potencia

Esta es una golosina de espinacas para niños.

Sirve a 4 personas

Ingredientes:

- ½ taza de jugo de piña
- 1 taza de jugo de naranja
- 1 plátano, pelar y cortar en rodajas
- ½ taza de yogur natural bajo en grasa
- Hielo triturado
- 2 tazas de hojas de espinaca fresca

Instrucciones:

1. Mezcle todos los ingredientes en una licuadora hasta que esté lo suficientemente suave para beber. Sirva inmediatamente.

Información nutricional por porción: **93 calorías, 1g de grasa total, 204g de carbohidratos, 2g de proteínas y 2g de fibra**

Capítulo 6: Recetas de la dieta DASH para la sopa

Guiso de otoño

Este es un colorido guiso casero que le salvará de las sopas enlatadas altas en sodio y le suministrará fibra y antioxidantes.

Sirve a 6 personas

Ingredientes:

- 1 cebolla mediana, picada
- 3 cucharadas de aceite de oliva
- 2 ½ tazas de calabaza pelada y cortada en cubos
- 2 dientes de ajo, picados
- 1 jalapeño fresco, quitar las semillas y cortarlo en dados
- 1 ½ tazas de judías verdes, cortadas para hacer trozos de 2 pulgadas
- 14 oz de tomates en cubos sin sal añadida
- 1 taza de granos de maíz
- ½ cucharada de vinagre de vino blanco
- ½ taza de caldo vegetal bajo en sodio

Instrucciones:

1. Caliente el aceite de oliva en una sartén a fuego medio. Añada el ajo y la cebolla y saltee hasta que la cebolla se ablande.
2. Añada el jalapeño, las judías verdes y la calabaza. Cocine por otros 5 minutos. Añada el resto de los ingredientes y cubra la sartén. Reduzca la temperatura a media-baja. Cueza la sopa a fuego lento durante 30 minutos. Servir mientras aún está caliente.

Información nutricional por porción: **170 calorías, 7g de grasa total, 25g de carbohidratos, 3g de proteínas y 6g de fibra**

Dieta DASH

Sopa de Hinojo y Manzana

Disfrute de esta sopa baja en sodio, baja en grasas, cremosa y suave, perfecta para el almuerzo o la cena.

Sirve a 4 personas

Ingredientes:

- 2 tazas de agua
- 14.5 onzas de caldo de pollo bajo en sodio
- 2 manzanas Golden Delicious, pelar y deshuesar y luego picar
- ½ copa de vino blanco
- 1 cebolla pequeña, en rodajas finas
- 1 taza de zanahorias en rodajas finas
- 1 hoja de laurel
- ½ taza de hinojo fresco picado
- 6 granos de pimienta negra
- ¼ cucharadita de hojas de tomillo seco
- Yogur natural bajo en grasa

Instrucciones:

1. Mezcle todos los ingredientes en una olla grande. Cocine hasta que hierva y luego reduzca el calor. Cubrir la olla con una tapa y cocer a fuego lento durante 20 minutos.

2. Retire la hoja de laurel y vierta la sopa en un colador. Reservar el líquido y hacer un puré con las verduras hasta que estén suaves. Devuelva el puré a la olla y añada el líquido reservado. Caliente la sopa antes de servirla. Cubra cada porción con yogur.

Información nutricional por porción: **109 Calorías, 1g de grasa total, 20g de carbohidratos, 2g de proteínas y 3g de fibra**

Dieta DASH

Bisque de calabaza de jengibre

Apoye el crecimiento de las células y cuide su visión con esta sopa acogedora y caliente.

Sirve 5 porciones

Ingredientes:

- 2 tazas de cebollas en rodajas
- 2 cucharaditas de aceite vegetal
- 2 peras, pelar y deshuesar y luego cortar en dados
- 2 libras de calabaza de invierno, pelar y despejar y luego cortar para hacer cubos de 2 pulgadas
- 2 cucharadas de jengibre picado y pelado
- 2 dientes de ajo, pelar y aplastar
- 4 taza de caldo de pollo bajo en sodio
- ½ cucharadita de tomillo
- 1 cucharada de jugo de limón
- 1 taza de agua
- ½ taza de yogur natural sin grasa

Instrucciones:

1. Caliente el aceite vegetal en una olla a fuego medio. Añada las cebollas y saltéelas durante 4 minutos. Añada el tomillo, el

jengibre, el ajo, las peras y la calabaza y cocine por un minuto mientras revuelve continuamente.

2. Añada el agua y el caldo y luego ponga la mezcla a hervir a fuego lento. Reduzca la temperatura a baja. Cubrir la olla con una tapa y cocer a fuego lento durante 45 minutos.

3. Haga puré la sopa en una licuadora hasta que esté suave. Una vez hecho, devuelva el puré de sopa a la olla para calentarlo. Añade el jugo de limón. Sirva cada porción con yogur encima.

Información nutricional por porción: **173 calorías, 2g de grasa total, 38g de carbohidratos, 4g de proteínas y 7g de fibra**

Dieta DASH

Sopa de Cebada con Carne de Res

Este sabroso plato lleno de verduras le ayudará a satisfacer sus necesidades nutricionales diarias.

Sirve 14

Ingredientes:

- 1 zanahoria mediana, cortada en cubos
- 1 lb de carne molida magra
- 1 tallo de apio, cortado en cubos
- 1 cebolla mediana, cortada en cubitos
- 1 taza de cebada
- 2 dientes de ajo, picados finamente
- 1 taza de caldo de res bajo en sodio
- 8 tazas de agua
- ½ cucharadita de pimienta
- 14.5 onzas de tomates sin sal cortados en cubos en el jugo

Instrucciones:

1. Cocine la carne molida en una olla grande a fuego medio.
2. Añada el ajo, el apio, la cebolla y las zanahorias y cocine por 5 minutos mientras revuelve a menudo.

3. Añadir en el agua, la cebada, los tomates con sus jugos y el caldo de carne. Revuelva y luego haga hervir la sopa. Cubra la olla con una tapa y luego reduzca la temperatura a baja. Cuézalo a fuego lento durante 40 minutos. Sazone con pimienta y sirva.

Información nutricional por porción: **110 Calorías, 1.5g Grasa total, 16g Carbohidratos, 9g Proteína y 3g Fibra**

Dieta DASH

Sopa de calabaza de pera y butternut

Esta es una sopa ligeramente dulce y cremosa, perfecta para cualquier momento del día.

Sirve 8 porciones

Ingredientes:

- 1 libra de peras frescas, sin corazón y cortadas en cubos de 1/2 pulgada
- 1 libra de calabaza, cortada para hacer cubos de ½ pulgadas
- ¼ cucharadita de sal
- 2 cucharadas de aceite vegetal
- 2 cucharadas de mantequilla
- ¼ cucharadita de pimienta negra
- 2 cucharaditas de jengibre molido
- 1 cebolla grande, cortada en rodajas finas
- 8 oz de crema agria reducida en grasa
- 32 onzas de caldo de verduras reducido en sodio

Instrucciones:

1. Ponga el horno a 400F.
2. Coloque la calabaza y las peras en un tazón grande. Añadir el aceite, la sal y la pimienta negra. Mezcle hasta que tanto la

Mark Evans

calabaza como las peras estén bien cubiertas de aceite y sazonadas uniformemente. Colocar la calabaza y las peras en una bandeja de horno y extenderlas en una sola capa. Ase las verduras en el horno durante 30 minutos.

3. Ponga una olla grande a fuego medio-bajo y derrita la mantequilla. Añada la cebolla y saltee durante 10 minutos. Añada el jengibre y revuelva. Cocine durante 1 minuto. Retire la olla del fuego hasta que las verduras estén listas para asar.

4. Añadir las peras asadas y la calabaza en la olla y verter el caldo. Ponga la olla a fuego medio-alto y haga hervir la sopa. Reduzca la temperatura y cocine a fuego lento durante 10 minutos.

5. Haga puré la sopa en una licuadora hasta que esté suave. Vuelva a la olla y hierva a fuego lento. Luego, agregue la crema agria y sazone con pimienta y sal antes de servir.

Información nutricional por porción: **210 calorías, 9g de grasa total, 32g de carbohidratos, 3g de proteína y 6g de fibra**

Dieta DASH

Gazpacho cubierto con yogur de cilantro

Esta sopa fría con yogur en infusión te mantendrá fresco durante los veranos.

Sirve a 4 personas

Ingredientes:

- ½ taza de cilantro fresco picado
- 2 tazas de yogur natural sin grasa
- 1 pimiento rojo grande
- 4 tomates grandes
- 1 cebolla grande, picada
- 2 pepinos medianos, pelar y despejar y luego cortar en rodajas
- ¼ taza de vinagre de vino tinto
- 3 tazas de jugo de tomate
- ¼ cucharadita de pimienta
- 2 cucharaditas de salsa de pimienta roja
- 1 diente de ajo, picado finamente

Instrucciones:

1. Mezcle el cilantro y 1 taza de yogur y déjelo a un lado hasta que lo necesite.
2. Añada el yogur restante, el pimiento, los tomates, la cebolla, los pepinos y la cebolla

en una licuadora hasta que esté suave y bien combinado.
3. Añada el resto de los ingredientes y procese hasta que estén bien incorporados. Refrigerar la sopa durante 2 horas y servir con el yogur de cilantro encima.

Información nutricional por porción: **190 calorías, 0.5g de grasa total, 38g de carbohidratos, 12g de proteína y 6g de fibra**

Dieta DASH

Chili de Turquía

Pruebe este chile de cocción rápida con el humo de los pimientos y el comino.

Sirve a 6 personas

Ingredientes:

- 2 cucharadas de cebolla picada
- 1 cucharada de aceite de oliva
- 15 onzas de frijoles negros bajos en sodio enlatados
- 2 cucharaditas de ajo picado
- 3 cucharadas de pimiento rojo asado en agua, escurrido
- 1 taza de pavo precocido desmenuzado
- ½ cucharada de chile en polvo
- 32 onzas de tomate asado en lata y cortado en cubos en su jugo
- ½ cucharadita de copos de pimiento rojo
- 1 cucharada de comino
- 6 cucharadas de yogur natural sin grasa
- ½ cucharadita de sal
- 6 cucharadas de queso cheddar rallado

Instrucciones:

1. Caliente el aceite de oliva en un horno holandés a fuego medio. Añada el ajo y la cebolla y saltéelos durante 4 minutos. Añada el resto de los ingredientes excepto el queso y el yogur. Revuelva hasta que se combinen. Cubrir con una tapa y cocinar a fuego lento durante 15 minutos.
2. Servir con queso y yogur encima.

Información nutricional por porción: **140 calorías, 4g de grasa total, 16g de carbohidratos, 11g de proteína y 5g de fibra**

Dieta DASH

Chile con Lentejas

Disfrute de esta alternativa de sopa vegetariana rica en fibra.

Sirve a 6 personas

Ingredientes:

- 1 cebolla, picada
- 2 cucharadas de aceite vegetal
- 1 taza de lentejas secas
- 4 dientes de ajo, picados
- 3 tazas de caldo de pollo bajo en sodio y en grasa
- 1 taza de trigo bulgur seco
- 2 cucharadas de chile en polvo
- 2 tazas de tomates enteros en lata, picados
- Sal
- Pimienta
- 1 cucharada de comino molido

Instrucciones:

1. Añada el aceite vegetal, el ajo y la cebolla en una olla a fuego medio-alto. Cocine por 5 minutos. Añada el trigo bulgur y las lentejas. Añada la pimienta, la sal, el comino, el chile en polvo, los tomates y el

caldo. Ponga la sopa a hervir y luego reduzca la temperatura a baja. Cuézalo a fuego lento durante otros 30 minutos.

Información nutricional por porción: **281 calorías, 6 g de grasa total, 45 g de carbohidratos, 14 g de proteínas y 17 g de fibra.**

Dieta DASH

Sopa fresca de champiñones

Esta es una cremosa y deliciosa sopa que puedes disfrutar sin culpa.

Sirve a 4 personas

Ingredientes:

- 1 taza de zanahorias cortadas en cubos
- 2 cucharaditas de mantequilla
- 1 cucharadita de ajo picado
- ½ taza de cebolletas en rodajas finas
- ¼ cucharadita de pimienta negra molida
- ¼ cucharadita de tomillo seco
- 14.5 onzas de caldo de verduras bajo en sodio
- 1 ½ lbs de champiñones blancos, rebanados
- 1 ½ tazas de leche baja en grasa
- 1 taza de vino blanco

Instrucciones:

1. Derrita la mantequilla en una cacerola a fuego medio-alto. Añada el ajo, las cebollas, las zanahorias, la pimienta y el tomillo y saltee durante 5 minutos. Añada el vino, el caldo y los champiñones y luego

ponga la mezcla a hervir. Cocine durante 1 minuto. Retire 1 taza de las verduras y déjela a un lado.
2. Haga puré la sopa en una licuadora hasta que esté suave. Devuelva la sopa a la cacerola y añada las verduras y la leche reservadas. Cuézalo a fuego lento durante 5 minutos. Sirva y cubra con cebollines extra picados por encima.

Información nutricional por porción: **120 calorías, 3.5g de grasa total, 15g de carbohidratos, 10g de proteína y 3g de fibra**

Chili de hongos

Este abundante chile se puede combinar perfectamente con palitos de vegetales recién cortados y galletas de grano entero.

Sirve a 4 personas

Ingredientes:

- 1 taza de cebolla picada
- 2 cucharadas de aceite vegetal
- 2 cucharadas de chile en polvo
- 1 cucharada de ajo picado
- 1 ½ libras de champiñones blancos, rebanados
- 1 cucharadita de comino molido
- 14.5 onzas de tomates guisados
- 8 oz de hongos shiitake, en rodajas
- ½ taza de aceitunas maduras en rodajas
- 19 oz de frijoles blancos, enjuagar y escurrir

Instrucciones:

1. Calentar el aceite vegetal en una cacerola. Añadir el ajo y la cebolla y cocinar durante 5 minutos. Añada el comino y el chile en

polvo y cocine por 30 segundos. Añada los hongos y cocine por 8 minutos.
2. Añada en ½ una taza de agua, aceitunas, frijoles y los tomates guisados en la cacerola. Cocine a fuego lento sin tapar durante 10 minutos.
3. Sirva con tortillas de grano entero y cubra con queso cheddar rallado, lechuga y tomates cortados en cubitos.

Información nutricional por porción: **300 calorías, 10g de grasa total, 45g de carbohidratos, 12g de proteínas y 10g de fibra**

Capítulo 7: Recetas de la dieta DASH para ensaladas

Ensalada de pollo, almendra y pera

Esta es una saludable ensalada de pollo que también se puede convertir en un sándwich utilizando pan integral.

Sirve a 4 personas

Ingredientes:

- ½ taza de pimiento verde, cortado a lo largo
- 2 tazas de pechugas de pollo cocidas sin piel y sin hueso, cortadas para hacer cubos de ½ pulgadas
- ¼ cucharadita de sal
- ¼ taza de apio picado
- 2 cucharadas de mayonesa reducida en calorías
- ½ taza de yogur natural bajo en grasa
- ¼ cucharadita de jengibre molido
- ½ cucharadita de mostaza preparada
- Lechuga

- 2 peras Bosc, sin corazón y cortadas para hacer cubos de 1 pulgada
- 2 cucharadas soperas de almendras tostadas en rodajas

Instrucciones:

1. Mezcle el apio, el pimiento verde y el pollo. Sazonar con sal.
2. En un recipiente separado, mezcle el jengibre, la mostaza, la mayonesa y el yogur hasta que estén bien combinados. Añada el aderezo a la mezcla de pollo y mezcle suavemente las peras. Mezclar hasta que esté bien cubierto. Sirva sobre hojas de lechuga y cubra con almendras.

Información nutricional por porción: **232 calorías, 7g de grasa total, 18g de carbohidratos, 24g de proteína y 4g de fibra**

Dieta DASH

Ensalada de mango y amaranto

Esta hermosa y deliciosa ensalada de grano es perfecta para picnics y comidas de verano.

Sirve a 4 personas

Ingredientes:

- 1 ½ cucharaditas de polvo de curry
- ½ taza de yogur natural
- 1 taza de grano de amaranto, sin cocer
- 1 cucharadita de jengibre rallado
- 1 ½ tazas de mango, chuleta
- 1 ½ tazas de agua
- 1 taza de frijoles negros enlatados bajos en sodio, escurrir y enjuagar
- ½ taza de pimiento rojo, en dados
- 1 cucharada de menta fresca
- 1 cucharada de jalapeño, en dados
- 2 cucharadas de cilantro, chuleta

Instrucciones:

1. Mezcle el jengibre, el polvo de curry y el yogur en un tazón y refrigere hasta que se necesite.
2. Añada el agua en una cacerola mediana y deje hervir. Añada el amaranto y reduzca

la temperatura a baja. Cuézalo a fuego lento durante 25 minutos. Retire la cacerola del fuego y escurra el exceso de líquido.
3. Mezcle el amaranto, las hierbas, el jalapeño, los frijoles negros, el pimiento y el mango. Añada el aderezo frío y mézclelo hasta que esté bien cubierto. Enfríese antes de servir.

Información nutricional por porción: **320 calorías, 4g de grasa total, 63g de carbohidratos, 11g de proteína y 9g de fibra**

Ensalada de manzana

Esta es una crujiente ensalada de otoño que está llena de contrastes de sabores salados, picantes y dulces que definitivamente despertará sus papilas gustativas.

Sirve a 4 personas

Ingredientes:

- 3 manzanas Granny Smith, peladas y cortadas en cubos
- 1 taza de yogur natural bajo en grasa
- 1/3 taza de queso azul desmoronado
- 1/3 taza de pistachos
- ¼ cucharadita de pimienta de cayena
- Un chorro de jugo de limón
- ½ cucharadita de pimienta negra

Instrucciones:

1. Mezcle el yogur, la pimienta de cayena, la pimienta negra y el jugo de limón. Añada las manzanas y mézclelas suavemente hasta que estén bien combinadas. Enfríese hasta la hora de servir.
2. Para servir, añada el pistacho y el queso azul a la ensalada y mézclelo bien. Sirva inmediatamente.

Información nutricional por porción: **200 calorías, 8.5g de grasa total, 25g de carbohidratos, 8.5g de proteína y 4g de fibra**

Dieta DASH

Ensalada de manzana y yogur

Esta ensalada tiene un poco de todo lo que es nutritivo.

Sirve a 4 personas

Ingredientes:

- 1 manzana Granny Smith mediana, chuleta
- 4 tazas de repollo verde, en rodajas finas
- 1 taza de yogur natural bajo en grasa
- ½ taza de zanahoria, rallada
- 1 cucharada de jugo de limón
- 1 cucharadita de azúcar
- ¼ cucharadita de sal
- ½ cucharadita de semillas de apio
- Una pizca de pimienta

Instrucciones:

1. Combine las zanahorias, la manzana y el repollo en un tazón.
2. En un recipiente separado, combine el yogur, el jugo de limón, el azúcar, la sal, las semillas de apio y la pimienta. Vierta la mezcla sobre la ensalada y mezcle bien hasta que esté bien cubierta.
3. Enfríese durante 8 horas. Sirva inmediatamente.

Información nutricional por porción: **100 calorías, 1g de grasa total, 19g de carbohidratos, 4g de proteínas y 4g de fibra**

Dieta DASH

Ensalada de albaricoque, pollo y pasta

Esta ensalada es perfecta para la temporada de albaricoques.

Sirve a 4 personas

Ingredientes:

Para el aderezo

- 2 cucharadas de vinagre de vino blanco
- 2 albaricoques, en cuartos
- 1 cucharada de azúcar
- ¼ cucharadita de sal
- 1 cucharada de albahaca fresca finamente picada
- 3 cucharadas de aceite de oliva

Para la ensalada

- 6 albaricoques frescos, en cuartos
- ¼ lb de pasta fusilli
- 2 pechugas de pollo sin piel y sin hueso
- 2 tazas de caldo de pollo bajo en sodio
- 2 calabacines pequeños, recortar los extremos y cortarlos para hacer tiras finas
- 1 pimiento rojo, cortado en tiras finas
- 1 cucharada de albahaca fresca picada

Instrucciones:

1. Añada el azúcar, la sal, el vinagre de vino blanco y los albaricoques en una licuadora y procese hasta que esté suave.
2. Mientras la licuadora está encendida, rocíe lentamente el aceite de oliva y mézclelo hasta que esté suave y espeso. Revuelva la albahaca. Dejar a un lado hasta que se necesite.
3. Añadir el caldo de pollo en una cacerola y ponerlo a hervir. Reduzca la temperatura y añada las pechugas de pollo. Cuézalo a fuego lento durante 6 minutos.
4. Retire el pollo de la cacerola. Una vez que esté lo suficientemente frío para manejarlo, desmenuce el pollo para hacer trozos del tamaño de un bocado.
5. Cocine la pasta según las indicaciones del paquete. Deje enfriar y luego combine con la albahaca, el pimiento rojo, el calabacín, los albaricoques y el pollo en una ensaladera. Añada el aderezo y mezcle ligeramente hasta que esté bien cubierto.

Información nutricional por porción: **360 calorías, 15g de grasa total, 36g de**

Dieta DASH

carbohidratos, 11g de proteína y 4g de fibra

Mark Evans

Ensalada de huevo con aguacate

Esta cremosa y deliciosa ensalada es rápida de hacer y se puede tomar sobre la marcha.

Sirve a 6 personas

Ingredientes:

- 4 claras de huevo duro, chuleta
- 4 huevos duros grandes, picados, separados de la clara y la yema
- 1 cucharada de mayonesa ligera
- 1 aguacate mediano, cortado para hacer trozos de ½ pulgadas
- ½ cucharada de cebollino finamente picado
- 1 cucharada de yogur natural sin grasa
- ½ cucharadita de sal
- 2 cucharaditas de vinagre de vino tinto
- ¼ cucharadita de pimienta recién molida

Instrucciones:

1. Mezclar todos los ingredientes en una ensaladera y mezclar suavemente hasta que estén bien combinados.

Dieta DASH

Información nutricional por porción: **114 Calorías, 8g Grasa total, 4g Carbohidratos, 8g Proteína y 1g Fibra**

Mark Evans

Ensalada de Espinacas de Otoño

Esta ensalada de otoño rápido está llena de vitamina A y fibra.

Sirve a 4 personas

Ingredientes:

- 1/8 de cucharadita de sal
- 1 cucharada de miel
- 1 cucharada de aceite de oliva
- 1 ¼ libras de calabaza, pelar y cortar en dados para hacer piezas de ¾ pulgadas

Para la vinagreta

- 1 ½ cucharadas de vinagre balsámico blanco
- 1 ½ cucharadas de aceite de oliva
- ½ cucharada sopera de chalotas picadas
- 1 cucharada de miel
- 2 cucharaditas de mostaza de Dijon

Para la ensalada

- ¼ taza de semillas de calabaza crudas y descascaradas
- 5 oz de espinacas para bebés, lavar y secar en seco

Dieta DASH

- ¼ taza de gorgonzola reducido en grasa desmoronada
- 3 cucharadas de cerezas secas

Instrucciones:

1. Encienda el horno y póngalo a 400F.
2. Sazone la calabaza con 1/8 de sal, 1 cucharada de miel y 1 cucharada de aceite de oliva. Una vez bien cubierto, coloque el calabacín en una bandeja de hornear y tuéstelo durante 25 minutos. Deje enfriar mientras prepara el resto de la ensalada.
3. Bata todos los ingredientes para la vinagreta y mezcle todos los ingredientes de la ensalada. Coloca la ensalada en un bol y cubre con la calabaza asada. Rocíe el aderezo sobre la ensalada y sirva.

Información nutricional por porción: **240 calorías, 11g de grasa total, 35g de carbohidratos, 5g de proteína y 8g de fibra**

Mark Evans
Ensalada de cebada de verano

Disfrute de esta deliciosa mezcla de frutas y verduras. Definitivamente es un placer para el público, así que querrá llevar esto a las comidas.

Sirve 10 porciones

Ingredientes:

- 3 tazas de agua
- 1 taza de cebada seca
- 1 taza de arándanos frescos
- ¼ taza de arándanos secos
- ½ taza de pimiento rojo, chuleta
- 1 taza de guisantes dulces
- ½ taza de cebollas de verdeo, en rodajas finas
- 2 tazas de manzanas, chuleta
- 3 cucharadas de aceite vegetal
- 1 cucharada de vinagre
- ¼ taza de jugo de limón

Instrucciones:

1. Añadir el agua y la cebada en una cacerola y ponerla a hervir. Ajuste la temperatura a baja y cubra la cacerola con una tapa. Cocine durante 45 minutos.

Dieta DASH

2. Enjuague la cebada en agua fría. Escurra y añada el resto de los ingredientes. Lanzar hasta que se combinen bien. Sirva inmediatamente.

Información nutricional por porción: **150 calorías, 5g de grasa total, 26g de carbohidratos, 3g de proteínas y 5g de fibra**

Mark Evans
Ensalada de maíz y cebada de colores

Esta ensalada colorida y alta en fibra va muy bien con el pescado o el pollo.

Sirve 12 porciones

Ingredientes:

- 15 onzas de frijoles rojos, escurrir
- 2 tazas de cebada perlada cocida
- 1 pimiento rojo grande, sin semillas y picado finamente
- 1 taza de maíz
- ¼ taza de cebolla de verdeo en rodajas
- ½ taza de apio en rodajas
- ¼ taza de jugo de limón fresco
- 1 diente de ajo, picado finamente
- 1/8 de cucharadita de sal
- 2 cucharadas de aceite vegetal
- Cilantro fresco
- ¼ cucharadita de pimienta

Instrucciones:

1. Añadir el agua y la cebada en una cacerola y ponerla a hervir. Ajuste la temperatura a baja y cubra la cacerola con una tapa. Cocine durante 45 minutos.

Dieta DASH

2. Enjuague la cebada en agua fría. Escurra y añada el resto de los ingredientes excepto el cilantro. Cúbralo y refrigérelo durante la noche. Cubrir con cilantro fresco antes de servir.

Información nutricional por porción: **110 calorías, 3g de grasa total, 19g de carbohidratos, 4g de proteínas y 5g de fibra**

Mark Evans

Ensalada de maíz y frijoles negros

Con sus sabores simples pero refrescantes, esta es verdaderamente la mejor ensalada para la temporada de asados.

Sirve 8 porciones

Ingredientes:

Para el aderezo

- ¼ taza de jugo de lima fresco
- 1/3 taza de aceite de oliva
- ½ cucharadita de comino molido
- 1 diente de ajo, picado
- ½ cucharadita de cilantro molido

Para la ensalada

- 2 tazas de granos de maíz
- 2 tazas de frijoles negros cocidos
- ¾ taza de pimiento naranja, quite las semillas y píquelo.
- ¾ taza de pimiento rojo, quite las semillas y píquelo.
- ¾ taza de cebolla roja dulce, picada finamente
- 2 chiles jalapeños pequeños, retire las semillas y píquelos.

Dieta DASH

- ½ taza de cilantro fresco, picado finamente
- 1 tomate maduro grande, picado

Instrucciones:

1. Haga el aderezo mezclando el cilantro, el comino, el ajo, el jugo de limón y el aceite de oliva en un tazón pequeño hasta que estén bien combinados. Deje a un lado por media hora para que los sabores se mezclen.
2. Para hacer la ensalada, combine la cebolla, los jalapeños, los pimientos, el maíz y los frijoles negros en una ensaladera. Vierta el aderezo sobre la mezcla y mézclelo hasta que esté bien cubierto. Añadir los tomates picados y volver a mezclar.
3. Cubre la ensalada con papel de aluminio y déjala enfriar durante un par de horas para que los sabores se fusionen. Añada el perejil y el cilantro antes de servir.

Información nutricional por porción: **190 Calorías, 9.5g Grasa total, 23g Carbohidratos, 6g Proteína y 6g Fibra**

Conclusión

Espero que este libro le haya ayudado a comprender el concepto básico de la dieta DASH y cómo puede ayudarle a prevenir numerosos riesgos de salud al proporcionarle opciones de alimentos más saludables. Además, espero que haya disfrutado de las recetas tanto como nosotros.

El siguiente paso es utilizar lo que ha aprendido para desarrollar nuevos hábitos para estar más saludable y crear nuevas recetas que pueda compartir con la comunidad de la dieta DASH.

Por último, si ha disfrutado de la lectura del libro, ¿podría tomarse el tiempo de compartir sus opiniones con nosotros publicando una reseña? Tener una crítica positiva de usted ayuda a que el libro llegue a muchas más personas, para que podamos seguir llegando a aquellos que pueden beneficiarse de la información compartida dentro del libro. ¡Sería muy apreciado!

Gracias de nuevo por comprar este libro y buena suerte en su viaje hacia una mejor salud!

¡Gracias!

Antes de que se vaya, sólo quería darle las gracias por comprar mi libro.

Podría haber elegido entre docenas de otros libros sobre el mismo tema, pero se arriesgó y eligió este.

Por lo tanto, un ENORME agradecimiento a usted por conseguir este libro y por leerlo hasta el final.

Ahora quería pedirle un pequeño favor. *¿Podría tomarse unos minutos para dejar una reseña de este libro en Amazon?*

Esta retroalimentación me ayudará a seguir escribiendo el tipo de libros que le ayudarán a obtener los resultados que desea. Así que si lo disfrutó, por favor hágamelo saber! (-:

Made in the USA
Columbia, SC
22 February 2023